DES AVANTAGES

QUE PRÉSENTE

LA MÉTHODE ORGANOGRAPHIQUE

POUR ARRIVÉR

AU DIAGNOSTIC DES MALADIES

Observations recueillies à l'Hôpital de la Charité dans le service de

M. PIORRY,

PUBLIÉES PAR M. Louis NADAUD,

Ancien externe des Hôpitaux de Paris

PARIS

IMPRIMERIE DE MOQUET

RUE DES FOSSÉS-SAINT-JACQUES, 11.

1861

A MON PÈRE A MA MÈRE

A ma Grand'Mère CHABOT

A MON GRAND PÈRE A MA GRAND'MÈRE NADAUD

A MON FRÈRE.

C'est à vous, chers amis, que je dédie mon premier travail. Acceptez-le comme gage de mon amour bien sincère et comme témoignage de reconnaissance pour l'affection que vous n'avez cessé d'avoir pour moi.

DES AVANTAGES

DE

LA MÉTHODE ORGANOGRAPHIQUE

Si vis curare, scis investigare.

Il nous est arrivé depuis quelque temps dans nos salles de la Charité un certain nombre de cas très remarquables, et surtout très propres à mettre en relief l'importance, déjà signalée du reste, de l'organographisme pour arriver au diagnostic des maladies.

Ce n'est pas pour signaler un fait nouveau que je publie les deux observations qui vont suivre; ce n'est que pour ajouter quelques faits très dignes d'intérêt à ceux déjà publiés par M. le professeur Piorry.

Le premier cas, observation très intéressante à divers points de vue, ainsi que je le ferai remarquer plus loin, s'applique à une hypertrophie concomitante de la rate et du foie avec chevauchement des deux organes; le foie développé contre nature sous l'influence d'une altération du sang de la veine-porte, causée par des ulcérations hémorrhoïdales, la rate développée sous l'influence d'une cause sceptique, l'introduction dans l'économie de l'agent producteur des fièvres d'accès.

La seconde observation, non moins curieuse que la précédente, a trait à une hépato-carcinie, dont le tracé organographique a fait de prime abord reconnaître l'existence, dont la nécropsie est venue plus tard confirmer le diagnostic et l'exactitude des tracés obtenus avec le plessimètre.

Cette observation nous a permis de constater un phénomène très important, qui peut être d'un très grand secours pour arriver au diagnostic de certaines affections des voies biliaires, je veux parler de la facilité avec laquelle on peut reconnaître dans les liquides de l'économie la présence de la matière colorante de la bile, quand, au lieu de traiter à froid ces liquides, par l'acide azotique, on les traite après les avoir soumis à une ébullition commençante.

C'est par quelques données à cet égard que je terminerai ma seconde observation.

PREMIÈRE OBSERVATION.

Le nommé Belmont, âgé de 35 ans, employé au chemin de fer de Lyon, est couché au n° 1 de la salle Saint-Charles. Cet homme, d'une constitution vigoureuse, un peu maigre, est un ancien marin qui a longtemps tenu la mer, et séjourné pendant presque toute la durée de son service dans les régions tropicales, tantôt dans les comptoirs des Indes, tantôt sur les côtes du Sénégal, enfin il a fait en dernier lieu un séjour très prolongé à Sainte-Marie (Ile de Madagascar.)

Pendant ces longs et pénibles voyages, il lui est

bien arrivé parfois de ressentir quelque malaise, mais jamais il n'a été indisposé au point d'être obligé d interrompre son service; il n'a point eu dit-il, la syphilis; la seule maladie qu'il ait faite, est ce qu'il désigne sous le nom d'une fièvre chaude, qui s'empara de lui à la suite d'un accident.

Tombé du haut d'une vergue, à l'époque de sa rentrée dans le port de Toulon, il s'était fait à la région frontale une plaie assez étendue; il avait par suite de cette chûte perdu totalement le sentiment des faits extérieurs, si bien qu'il ne peut donner que des renseignements très vagues sur ce qu'il à éprouvé pendant son séjour à l'hôpital; très longtemps il a eu du délire, une fièvre très intense. et sa convalescence a été très lente.

Tous ces accidents, pour notre malade, étaient le résultat de nombreuses cautérisations que l'on faisait sur ses plaies avec l'azotate d'argent ; telle n'est point, d'après M. Piorry, la cause qui a pu déterminer une semblable série de phénomènes. Tout en faisant une part très large aux accidents qui peuvent survenir à la suite des plaies de tête, il croit pouvoir expliquer l'intensité du délire et des accès fébriles par l'existence très probable d'un spléno-mégalli.

Le malade venait de faire une longue et pénible traversée; il avait séjourné très longtemps dans des pays où les fièvres d'accès sont fréquentes; il y en avait eu du reste des cas très nombreux à bord du navire qu'il montait, et plusieurs de ses compagnons étaient entrés pour ce motif à l'hôpital militaire aussitôt leur entrée dans le port.

Depuis cette époque il n'a jamais été malade; mais fréquemment il a été incommodé par des hémorrhoïdes fluentes qui bien souvent l'ont éloigné de son service au bureau des douanes au chemin de fer de Lyon. Nous reviendrons plus tard sur cette circonstance, pour expliquer une des lésions organiques que notre examen nous a fait constater.

Tout allait donc ainsi que je viens de le dire, lorsque dimanche soir, 30 juin, notre malade s'est senti tout-à-coup pris d'un malaise général : un frisson très intense s'est emparé de lui; à la suite de ce frisson,

la chaleur est survenue, et n'a pas tardé à être sui-
vie d'une transpiration abondante.

Rien dans les habitudes de notre malade ne pouvait expliquer ce changement subit : il n'avait fait
aucun excès; il n'avait pas quitté Paris dans la
journée.

Le lendemain un accès semblable s'empare de lui;
un nouveau survint pendant la nuit, et les choses
marchèrent ainsi jusqu'au mercredi 4 juillet, époque
à laquelle ce malade arriva dans nos salles.

Dans la nuit du 4 au 5, un nouvel accès est sur-
venu; le malade n'a pas un instant fermé l'œil pendant la nuit, et il n'a pu s'assoupir un peu que
le matin.

A l'heure de la visite toute trace de l'accès a dis-
paru; la pupille est très dilatée. (1)

Tels sont les antécédents de notre malade; il est
facile, d'après ces données, de poser immédiatement

---

(1) Ce signe observé par quelques médecins a été consi-
déré par eux comme un des symptômes de la fièvre d'accès, le
seul qui persiste dans l'intervalle des crises.

son diagnostic, dont l'examen organographique va nous démontrer l'exactitude.

Avant de procéder à cet examen, quelques nouvelles données de la part du malade peuvent nous être utiles; aussi lui demandons-nous de nous renseigner d'une façon plus complète sur ce qu'il éprouve depuis le début de sa maladie.

Il éprouve au niveau de l'hypogastre une douleur très-vive, de la pesanteur; il lui semble qu'un corps étranger comprime en ce point; au niveau de l'épigastre, il ressent très souvent des tiraillements qui s'irradient de ce point dans toutes les directions, surtout du côté des parois abdominales; ce sont de véritables crampes qui produisent des rétractions musculaires et des fourmillements très douloureux dans les membres, surtout à l'extrémité des doigts. Il lui est fréquemment arrivé, depuis dimanche, de ressentir des douleurs très vives et très persistantes du côté de la région sus-orbitaire.

Tout ceci posé, M. Piorry procède à l'examen des organes au moyen de la percussion plessimétrique, en ayant soin de tracer les limites de chacun d'eux.

Les résultats de cette investigation furent les suivants :

Le foie présentait de haut en bas une étendue de 0,17 et dans sa direction d'un côté à l'autre, il dépassait de 0,09 la ligne médiane.

La vésicule biliaire avait conservé son volume normal et contenait du liquide.

Le cœur avait à peu de chose près son volume normal, 0,10 ; cependant cet organe présentait une particularité remarquable en présence de la lésion du foie ; l'oreillette droite était augmentée de volume et présentait une étendue de 0,03.

Enfin la rate nous donnait une étendue en hauteur de 0,12 au lieu de 0,04 son volume normal dans ce même sens elle était très dure.

L'intestin contenait des matières; mais rien de spécial de ce côté n'est ici à noter.

Il nous a été donné d'étudier pendant cet examen un phénomène très curieux qu'une percussion peu méthodique, et surtout la percussion sur le doigt u'eût pas permis d'étudier.

En percutant le foie suivant une ligne horizontale de droite à gauche, et cela dans sa plus grande largeur, on rencontrait un point à la sonoréité, et l'impression dactile présentait une légère modification ; on ressentait la même impression quand, après avoir percuté la rate suivant sa ligne horizontale, on revenait vers le foie. Il y avait là une sensation mixte dont il fallait se rendre compte.

On eut soin de limiter l'espace dans lequel existait cette modification.

Que pouvait-il y avoir en ce point, et à quoi attribuer cette sonoréité mixte? En percutant superficiellement d'abord de droite à gauche on trouvait presque aussitôt une différence de sonoréité au niveau de la limite interne, tandis qu'il paraissait y avoir continuité de son et de résistance, quand on revenait de la rate vers le foie, jusqu'à cette limite interne ; si l'on percutait plus profondément, on obtenait une sensation qui paraissait continuer celles que donnait le foie.

En présence de ces faits, qui paraissaient indiquer un chevauchement des deux organes, la rate étant au-dessus du foie, on procéda à la vérification de cette idée. Il fallait, pour obtenir quelque éclaircissement à cet égard, diminuer successivement le volume des deux organes, puis ceci fait, explorer de nouveau cet espace douteux.

On commença par le foie ; se basant sur ce que dans certaines hypertrophies du foie, les respirations prolongées et accélérées produisent une diminution très notable dans le volume de l'organe, M. Piorry fit faire au malade une série de 15 à 20 mouvements respiratoires ; ceci fait, il limita organographiquement et toujours avec le plessimètre les dimensions nouvelles ; le volume avait sous cette influence considérablement diminué : en haut il y avait une diminution de 0,04, en bas de 0,02, elle était de 0,06 d'un côté à l'autre, et au niveau de notre limite interne douteuse, nous ne trouvions plus le foie qui par suite de ce qui précède s'était rapproché de la ligne médiane, la rate seule s'y trouvait, et présentait en ce point une très faible épaisseur.

Afin de diminuer la rate, dont les dimensions,

ainsi que je l'ai déjà dit, étaient considérables, 0,12 au lieu de 0,04 suivant sa ligne verticale, on fit prendre au malade deux cuillerées d'alcoolé de quinine, représentant à peu près la valeur de 1 gr. de sulfate de quinine.

On laissa s'écouler environ cinq minutes, puis ce laps de temps expiré, on procéda à une nouvelle percussion, afin de voir s'il y avait eu diminution dans le volume de l'organe; le résultat de ce nouvel examen fut celui que l'on attendait; la rate avait diminué dans tous les sens, dans des proportions très remarquables, et surtout très appréciables de 0,01, à 0,015 dans ses deux directions verticale et horizontale.

Tels étaient les résultats de notre investigation, et nous allions nous retirer d'auprès de ce malade, quand tout à coup il s'est senti pris de frisson, l'expression de sa physionomie s'est modifiée; son pouls, qui, au début de l'examen, ne présentait rien de particulier, est maintenant un peu précipité; des mouvements spasmodiques, des tiraillements se manifestent dans les muscles abdominaux, les parois de l'abdomen se rétractent, des sensations de même nature sont ressenties dans les membres qui présentent un tremblement tellement rapide, qu'un crayon mis dans la main du malade, frappe environ 120 à 130 fois par minute un corps sonore mis en rapport avec lui.

Toute la série des phénomènes pathologiques que nous avait indiquée notre malade, comme caractérisant ses accès, put alors être observée; des fourmillements très douloureux existent à l'extrémité des doigts; il semble au malade qu'on lui enfonce des aiguilles au dessous des ongles; c'est là, nous dit-il, la sensation la plus douloureuse, celle qui le fait le plus souffrir. Enfin, tout cela se calme, la prostration ne tarde pas à arriver, une vive douleur sus-orbitaire seule continue cette série d'accidents, enfin une transpiration abondante s'empare du malheureux malade, et termine cette série de manifestations de la fièvre d'accès, déterminée très probablement par l'excitation que l'on vient de produire du côté de la rate, tant par l'absorption de l'alcoolé de quinine, que par la percussion fréquente et minutieuse que l'on a pratiquée sur cet organe.

C'était bien là un accès de fièvre intermittente; cette série de manifestations se développant aussitôt après l'examen organographique qui indiquait une splénopathie, était une sorte de consécration du diagnostic porté d'après les signes organographiques.

Ceci posé, il restait pour le malade une question à résoudre; existait-il une corrélation quelconque entre la lésion que nous avions observée du côté du foie, et l'influence sceptique sous laquelle se trouvait notre malade ?

Bien que dans les antécédents de ce jeune homme il se trouve des circonstances qui puissent nous amener à expliquer cette hypertrophie par une action spéciale, miasmatique, inhérente aux divers pays chauds dans lesquels il a séjourné, il est cependant à croire que le développement anormal que nous présente le foie n'est pas dû à une cause sceptique de cette nature, mais bien plutôt à une cause, elle aussi sceptique, mais dans un autre genre, je veux parler de la viciation du sang ramenée par la veine-porte dans le foie, résultant de l'ulcération des bourrelets hémorrhoïdaires dont est atteint notre malade ; telle est la cause de cette hypertrophie qui pour M. Piorry n'est autre chose qu'une hépathémie. Une des principales considérations sur lesquelles il se fonde pour poser ce diagnostic, c'est la facilité avec laquelle on a pu ramener le foie à des dimensions plus petites sous l'influence des respirations prolongées et accélérées, ce qu'il ne nous eût pas été possible d'obtenir, si ce développement de la glande abdominale eût été le résultat d'une affection de nature différents. Ainsi donc, d'après nous, il n'y avait nullement corrélation entre le développement du foie et de la rate, ou du moins s'il en existait, on ne devait donner qu'une très faible part aux effets provenant de cette source, les principaux, ainsi que je l'ai dit, provenant des ulcérations hémorrhoïdaires, signalés depuis longtemps par M. Piorry, comme pouvant produire des lésions de ce genre.

J'arriverais maintenant, cet état organopathique de notre malade étant établi, à la partie thérapeutique ; mais je ne m'arrêterai pas sur ce point ; je ne ferai que mentionner la première prescription qui fut faite au malade.

1° Alcoolé de quinine, 2 cuillerées représentant, ainsi que je l'ai dit plus haut, 1 gramme de sulfate de quinine ; 2° Faire très fréquemment des respirations prolongées et accélérées, prendre comme tisane du chiendent.

DEUXIÈME OBSERVATION.

Au n° 4 de la salle Saint-Charles est couché un pauvre malade âgé de 50 ans, qui présente comme signe extérieur très manifeste un ictère des plus intenses, l'ictère vert de certains auteurs. La souffrance est peinte sur le visage de ce pauvre homme, qui nous rend compte de la manière suivante de ses antécédents.

Né de parents qui ont vécu assez longtemps et généralement bien portants, (il croit cependant se rappeler que sa grand'mère est morte d'une maladie du pylore), il a joui pendant très longtemps d'une bonne santé, ses frères se sont toujours très bien portés.

Il y a une quinzaine d'années, il est venu habiter la Sologne, où il s'était acquis quelques biens, et dans ce pays insalubre, où les fièvres d'accès sont très fréquentes, il eut le malheur de payer presque annuellement son tribut d'automne à ces influences miasmatiques du sol.

A ces souffrances annuelles, qui ne tardèrent pas à amener une sorte de cachexie spéciale, vinrent se joindre des souffrances d'un autre genre : les querelles de ménage se mirent fréquemment de la partie, des spéculations fausses amenèrent la ruine de la famille, et de cette aisance raisonnable qu'avait notre pauvre malade à l'époque où il vint dans ce pays, il ne lui resta bientôt plus que très peu de chose ; dès lors il fut réduit à faire ce que jamais il n'avait fait encore, se mettre au service des autres.

Depuis cette époque il a toujours été souffreteux, ses digestions sont devenues pénibles; mais malgré tous ces accidents, qu'il considérait comme le résultat de ses chagrins, il pouvait encore travailler.

Il rentra comme homme d'affaire, chez un négociant des environs de Paris; son intelligence l'avait fait prendre en affection par son patron; mais sa santé, toujours décroissante, ne tarda pas à l'empêcher de continuer ce travail, du reste assez pénible; il fut donc obligé de quitter cette condition, et de là une nouvelle série de contrariétés et de souffrances morales très vives, qui ne tardèrent pas à provoquer une aggravation dans l'état de ce pauvre homme.

Son imagination très vive travaillait sans cesse; il était devenu très irascible; cependant, sous l'influence d'un régime hygiénique, ses forces revinrent un peu, et il put dès lors songer à rentrer dans une nouvelle condition.

Depuis le mois d'octobre, il était entré comme concierge dans une maison nouvellement bâtie, encore humide, et tout-à-fait inhabitée; dans le courant de la maladie qu'il avait faite avant d'entrer dans cette place, les faibles économies qu'il avait pu faire dans sa précédente condition furent employées en soins de toutes sortes, si bien qu'il était à la suite de tout cela tombé dans un dénue-

ment plus complet que jamais. Il fut dès lors obligé
de supprimer les faibles soins hygiéniques qu'il se
donnait; sa nourriture devint moins substantielle;
il fut obligé de se priver beaucoup sur ses aliments,
et en peu de temps il ne tarda pas à tomber de
nouveau malade; mais cette fois bien plus gravement
que par le passé. De violentes douleurs se firent
ressentir au niveau de l'hypocondre droit, c'était
des tiraillements; il lui semblait qu'on lui déchirait
les entrailles, des vomissements fréquents ne tardèrent pas à se manifester; quelquefois il s'y trouvait un peu de sang; mais en général ils étaient
bilieux. Sa digestion était très pénible, et très longtemps après ses repas il éprouvait une sorte de com-
pression au niveau de l'épigastre, qui ne cessait qu'a-
près des éructations en très grand nombre; le
matin en se réveillant, il ressentait de mauvaises
odeurs dans la bouche; enfin bientôt survint la
jaunisse, et la maladie allant toujours de mal en
pis, l'ictère augmentant toujours, il se décida enfin le 14 juin à entrer à l'hospice.

Ainsi que je l'ai déjà dit, ce qui frappe à première

vue chez ce pauvre malade, c'est sa teinte ictérique très foncée (jaune vert) et l'état de souffrance accusé par sa physionomie. Il se plaint de douleurs au niveau de l'hypocondre droit, et en ce point *de visu*, il est facile de constater une augmentation de volume; au palper cette région présente une dureté anormale et variable, suivant certains points où il paraît exister des bosselures, le contact est légèrement douloureux, sauf en un point, où il est impossible de toucher sans faire pousser des cris au malade.

On procède alors à l'examen organographique de la partie malade au moyen de la percussion plessimétrique (*placaplessime*) et l'on obtient la vérification des données générales fournies par la palpation, que je viens d'indiquer plus haut.

Le foie est augmenté de volume, ne présente pas dans toute son étendue une sonoréité uniforme; des variations très manifestes existent en divers points, et il est assez facile de limiter ces espaces qui paraissent un peu arrondis et de dimension variable. En bas et en dehors, au niveau de la vésicule biliaire, qui est réduite à de très-faibles dimensions, et qui est vide, existe une tumeur assez volumineuse, de haut en bas, elle a 0,07, horizontalement elle en a 0,12. Cette tumeur est bosselée, paraît ne pas être complétement homogène dans toutes ses parties; la configuration donnée pour le tracé organographique est irrégulière, dentelée, la consistance est peu élastique, un peu plus molle vers son centre que sur ses bords; enfin elle paraît se continuer profondément avec une nouvelle masse que la percussion profonde permet de retrouver.

Ceci posé, il restait à déterminer la nature des tumeurs que nous avions sous les yeux.

Avions-nous affaire à des poches hydatifères ? La configuration obtenue par la percussion des tumeurs, la résistance, la sensation dactile, enfin, la marche de la maladie (1) ne permettaient pas de s'arrêter longtemps à cette idée. En général, les tumeurs hydatifères sont arrondies, présentent à la percussion une sensation spéciale gélatiniforme,

(1) Les accidents s'étaient déclarés brusquement, et la maladie avait fait des progrès très rapides.

et ce bruit spécial de crépitation que l'on ne trouvait pas ici. Avions-nous affaire à des tumeurs de nature cancéreuse, la chose était beaucoup plus probable, l'invasion brusque de la maladie, la marche rapide, enfin les douleurs spéciales ressenties par le malade établissaient déjà des preuves très bonnes à l'appui de cette hypothèse, à cela se joignant la configuration spéciale des tumeurs, leur consistance, on avait des signes suffisants pour permettre de poser un diagnostic exact, que devait du reste vérifier la nécropsie.

Nous avions donc sous les yeux un cas très remarquable d'Heparta Carcinie; on eut soin de tracer avec le nitrate d'argent la configuration obtenue par la percussion des tumeurs hépatiques afin de pouvoir vérifier plus tard l'exactitude du tracé obtenu.

Jusque là le malade n'avait pas eu de ces vomissements particuliers à l'Heparto et à la gastro-carcinie; il y avait à peine huit jours qu'il était dans les salles que ces vomissements survinrent; dès lors, la marche fatale fut rapide; l'ictère augmenta d'intensité, la maigreur s'empara du pauvre malade qui ne pouvait plus rien prendre, et la mort arriva le 4 juillet.

Pendant son séjour dans les salles, on lui avait fait prendre l'iodure de potassium et le bicarbonate de soude ; on avait autant que possible cherché à le nourrir convenablement, mais rien ne put empêcher la terminaison fatale de cette affreuse maladie.

Telles étaient les données que nous avions obtenues, par la percussion, pendant la vie de notre pauvre malade ; les mêmes tentatives renouvelées sur le cadavre donnèrent les résultats déjà constatés, avec un peu de développement de quelques-unes des tumeurs précédemment circonscrites.

Ces préliminaires établis, on procéda à l'ouverture du cadavre, et on peut facilement vérifier l'exactitude du diagnostic par des tracés organographiques.

Ainsi que l'avait fait connaître la percussion, le volume du foie était augmenté outre mesure; au lieu des mesures, comme l'indique M. Sappey, 0, 27, suivant son diamètre transverse, il avait atteint la dimension de 0,38, et verticalement au lieu de 0,12 à 0,15 il atteignait 0,25 ; son poids n'a point été noté ; il va sans le dire qu'il devrait lui aussi être considérablement augmenté. A la surface on remarquait des bosselures très manifestes de couleur blanc jaunâtre et de consistance différente; c'était là autant de noyaux cancéréux dont la percussion nous avait très nettement rendu compte.

Au niveau de la vésicule biliaire, qui, ainsi que nous l'avait appris l'examen organographique, était totalement vide, existait la tumeur dont le tracé avait été très exactement dessiné, et dont les dimensions étaient à peu de chose près, celles que l'on avait obtenues pendaut le vivant et opérant sur la projection dessinée au moyen du placo-plessisme.

Du côté de l'estomac, ainsi que l'on avait été amené à le supposer lors de l'apparition des vomissements spéciaux, existaient des ulcérations de nature cancéreuse, tout autour de l'orifice pylorique dont les dimensions étaient notablement rétrécies.

Les muqueuses ne présentaient point d'enduit verdâtre, ainsi que cela a été dit par quelques auteurs, celui qui recouvrait la langue était parfaitement blanc.

A la coupe le tissu du foie laissait écouler un liquide très chargé de principes biliaires.

Je vais terminer ce qui a trait à ce pauvre malade en signalant les phénomènes qu'il nous a été donné de constater pendant son vivant, lorsque nous avons examiné ses urines pour rechercher la matière colorante de la bile.

Après avoir traité à froid les urines de cet homme, qui étaient très brunes et donnaient par l'acide azotique une forte coloration bleue, on eut l'idée de chauffer dans un tube sur la lampe à alcool ces urines traitées par l'acide azotique.

Ce qui frappa d'abord, ce fut l'augmentation d'intensité de la coloration qui, au lieu de bleue, devint noire et d'un noir très foncé. C'était un premier fait; on étendit les urines chargées de principe colorant avec de l'eau, et cela en suivant une progression; puis ceci fait on opéra comparativement à froid et à chaud; il résulta de cette expérimentation la donnée suivante : A savoir que quand on traite à chaud des liquides chargés du principe colorant de la bile, on rend beaucoup plus mauifeste la présence dans ce liquide de la matière colorante que quand on traite à froid. Il nous est arrivé dans cette série d'expériences de ne rien trouver à froid, tandis qu'à chaud nous mettions en évidence la présence du principe colorant.

Nous avons pu aussi constater, dans cette expérimentation, qu'il était facile de faire disparaître la coloration spéciale fournie par la matière colorante de la bile (circonstance qui peut être utilisée en pratique), soit par un excès d'acide quand on traite à chaud, soit par une ébullition prolongée du liquide déjà traité à chaud par l'acide azotique.

Telles sont les deux observations que je tenais à mettre sous les yeux de mes lecteurs ; ainsi que je l'ai déjà dit plus haut, ce ne sont pas des faits neufs, mais bien de simples additions à ceux déjà publiés, et très propres, je le crois, à faire ressortir l'impor- tance de ce mode d'investigation, pour arriver au diagnostic des maladies.